GW00993676

MUSCULAR SYSTEM BLACK and WHITE Picture BOOK

GUIDE FOR THE MUSCULAR SYSTEM

*New for 2016

By: Pamphlet Books

DEDICATION

I would like to dedicate this picture book to all the people in the medical field.

STUDYING THE MUSCULAR SYSTEM

Studying and remembering the muscular system can be overwhelming!

The beautifully illustrated Muscular System Black and White Picture Book is just what the doctor ordered for Medical Students, CNA's, EMT's, Paramedics, Medical technology, Nursing Students, Students of anatomy, Psychology, Nurses, Sports Trainers, Specialists, Educators, Biology, Fitness education, Practitioners, Chiropractors, Reflexologist, Researchers, Health administration, Therapists, Anatomists, Physiology, Injury Attorneys, and other Health Care providers.

The precise clear labeling of the anterior, lateral, posterior and deep muscles of the head, arm, hand, upper body, leg, and foot is clearly labeled for quick recognition of that particular muscle.

Benefit from realistic quick reference illustrations of the muscular system.

Cut = **
Extensor = ex.
Flexor = fl.
Ligament = l.
Ligaments = l.l.
Muscle = m.
Muscles = m.m.

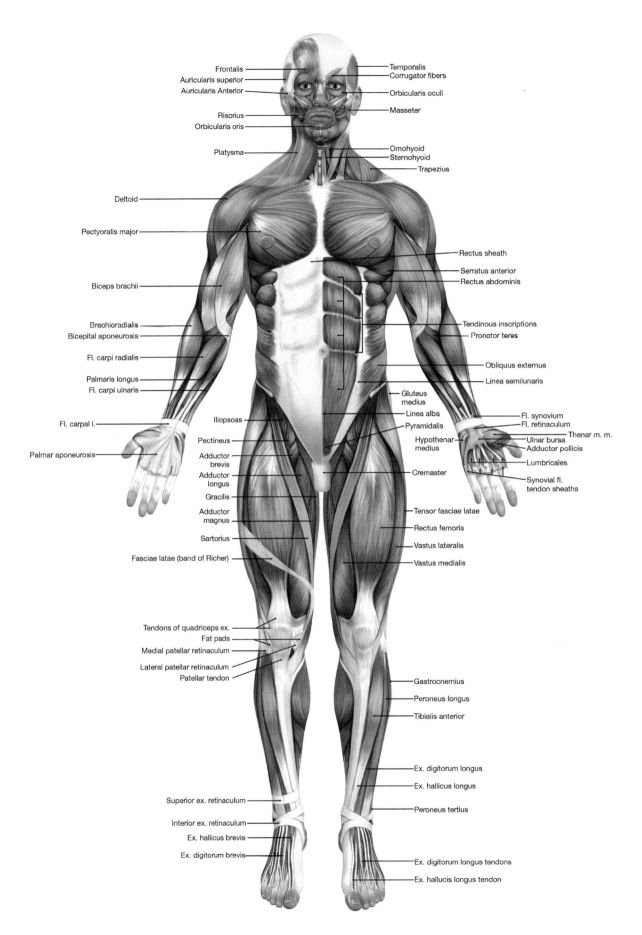

Frontalis
Auricularis superior
Auricularis Anterior
Risorius
Orbicularis oris
Platysma
Deltoid
Pectyoralis major
Biceps brachii
Brachioradialis
Bicepital aponeurosis
Fl. carpi radialis
Palmaris longus
Fl. carpi ulnaris
Fl. carpal I.
Palmar aponeurosis

Temporalis
Corrugator fibers
Orbicularis oculi
Masseter
Omohyoid
Sternohyoid
Trapezius
Rectus sheath
Serratus anterior
Rectus abdominis
Tendinous inscriptions
Pronator teres
Obliquus externus
Linea semilunaris

Iliopsoas
Pectineus
Adductor brevis
Adductor longus
Gracilis
Adductor magnus
Sartorius
Fasciae latae (band of Richer)

Gluteus medius
Linea alba
Pyramidalis
Hypothenar medius
Cremaster

Fl. synovium
Fl. retinaculum
Thenar m. m.
Ulnar bursa
Adductor pollicis
Lumbricales
Synovial fl. tendon sheaths
Tensor fasciae latae
Rectus femoris
Vastus lateralis
Vastus medialis

Tendons of quadriceps ex.
Fat pads
Medial patellar retinaculum
Lateral patellar retinaculum
Patellar tendon

Gastrocnemius
Peroneus longus
Tibialis anterior

Superior ex. retinaculum
Interior ex. retinaculum
Ex. hallicus brevis
Ex. digitorum brevis

Ex. digitorum longus
Ex. hallicus longus
Peroneus tertius

Ex. digitorum longus tendons
Ex. hallucis longus tendon

ANTERIOR MUSCLES

PAGE | 1

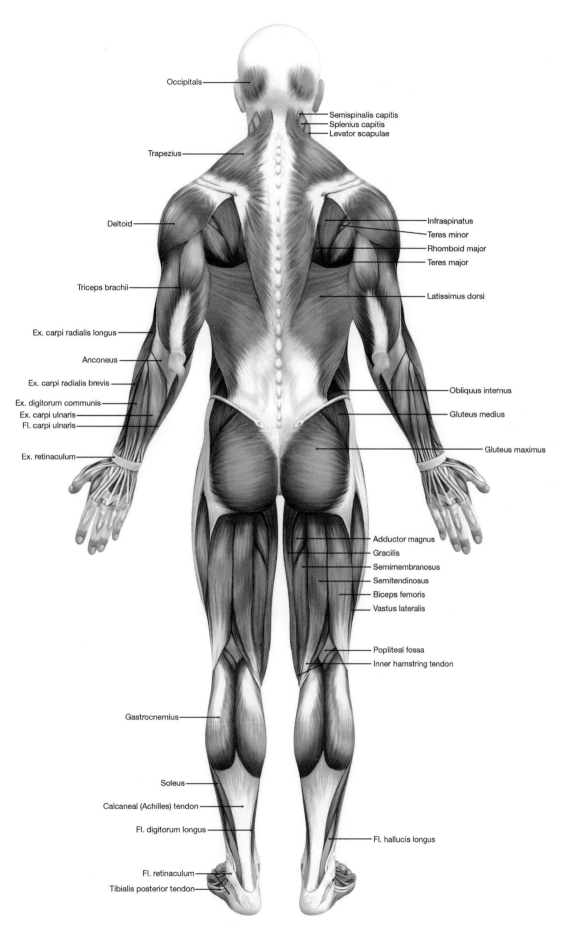

Occipitals

Semispinalis capitis
Splenius capitis
Levator scapulae

Trapezius

Deltoid

Infraspinatus
Teres minor
Rhomboid major
Teres major

Triceps brachii

Latissimus dorsi

Ex. carpi radialis longus

Anconeus

Ex. carpi radialis brevis

Ex. digitorum communis
Ex. carpi ulnaris
Fl. carpi ulnaris

Obliquus internus

Gluteus medius

Ex. retinaculum

Gluteus maximus

Adductor magnus
Gracilis
Semimembranosus
Semitendinosus
Biceps femoris
Vastus lateralis

Popliteal fossa
Inner hamstring tendon

Gastrocnemius

Soleus

Calcaneal (Achilles) tendon

Fl. digitorum longus

Fl. hallucis longus

Fl. retinaculum

Tibialis posterior tendon

POSTERIOR MUSCLES

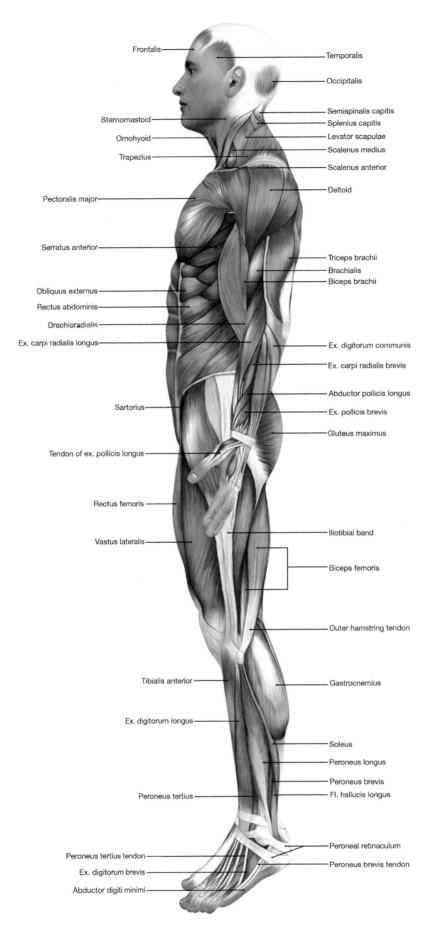

Frontalis

Temporalis

Occipitalis

Semispinalis capitis

Splenius capitis

Sternomastoid

Levator scapulae

Omohyoid

Scalenus medius

Trapezius

Scalenus anterior

Deltoid

Pectoralis major

Serratus anterior

Triceps brachii

Brachialis

Biceps brachii

Obliquus externus

Rectus abdominis

Brachioradialis

Ex. carpi radialis longus

Ex. digitorum communis

Ex. carpi radialis brevis

Abductor pollicis longus

Sartorius

Ex. pollicis brevis

Gluteus maximus

Tendon of ex. pollicis longus

Rectus femoris

Iliotibial band

Vastus lateralis

Biceps femoris

Outer hamstring tendon

Tibialis anterior

Gastrocnemius

Ex. digitorum longus

Soleus

Peroneus longus

Peroneus brevis

Peroneus tertius

Fl. hallucis longus

Peroneal retinaculum

Peroneus tertius tendon

Peroneus brevis tendon

Ex. digitorum brevis

Abductor digiti minimi

LATERAL MUSCLES

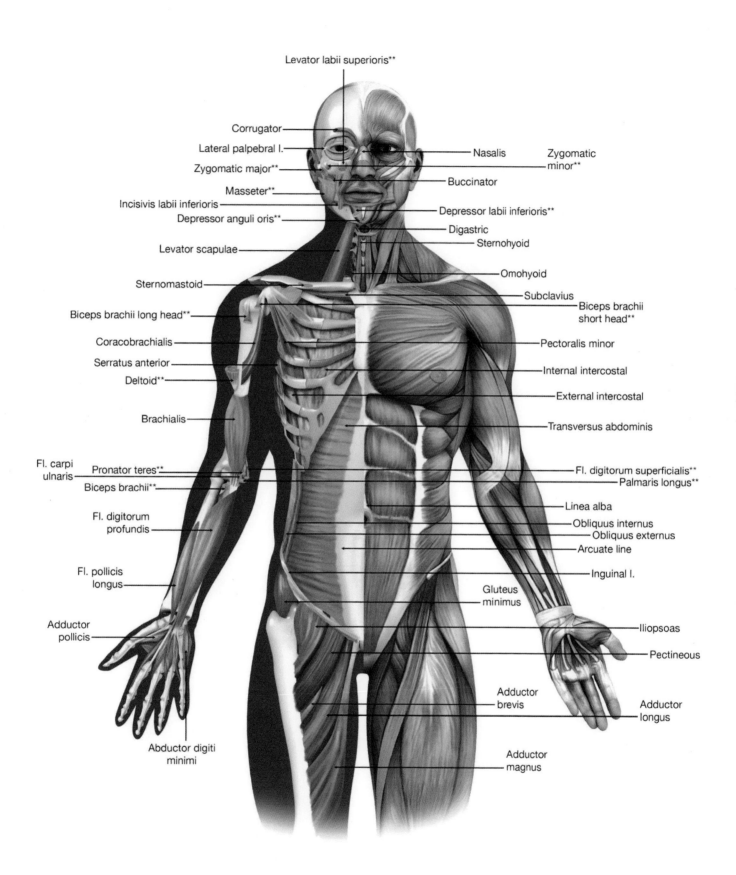

Levator labii superioris**

Corrugator

Lateral palpebral l.

Zygomatic major**

Masseter**

Incisivis labii inferioris

Depressor anguli oris**

Levator scapulae

Sternomastoid

Biceps brachii long head**

Coracobrachialis

Serratus anterior

Deltoid**

Brachialis

Fl. carpi ulnaris

Pronator teres**

Biceps brachii**

Fl. digitorum profundis

Fl. pollicis longus

Adductor pollicis

Abductor digiti minimi

Nasalis

Zygomatic minor**

Buccinator

Depressor labii inferioris**

Digastric

Sternohyoid

Omohyoid

Subclavius

Biceps brachii short head**

Pectoralis minor

Internal intercostal

External intercostal

Transversus abdominis

Fl. digitorum superficialis**

Palmaris longus**

Linea alba

Obliquus internus

Obliquus externus

Arcuate line

Inguinal l.

Gluteus minimus

Iliopsoas

Pectineous

Adductor brevis

Adductor longus

Adductor magnus

DEEP MUSCLES ANTERIOR

PAGE | 4

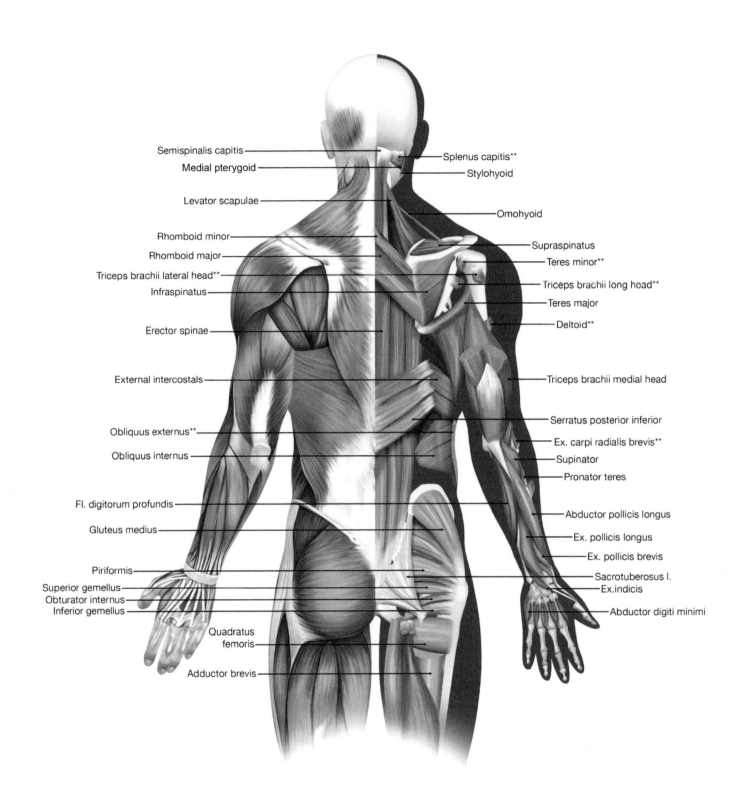

Semispinalis capitis

Medial pterygoid

Levator scapulae

Rhomboid minor

Rhomboid major

Triceps brachii lateral head**

Infraspinatus

Erector spinae

External intercostals

Obliquus externus**

Obliquus internus

Fl. digitorum profundis

Gluteus medius

Piriformis

Superior gemellus

Obturator internus

Inferior gemellus

Quadratus femoris

Adductor brevis

Splenus capitis**

Stylohyoid

Omohyoid

Supraspinatus

Teres minor**

Triceps brachii long head**

Teres major

Deltoid**

Triceps brachii medial head

Serratus posterior inferior

Ex. carpi radialis brevis**

Supinator

Pronator teres

Abductor pollicis longus

Ex. pollicis longus

Ex. pollicis brevis

Sacrotuberosus l.

Ex.indicis

Abductor digiti minimi

POSTERIOR DEEP MUSCLES

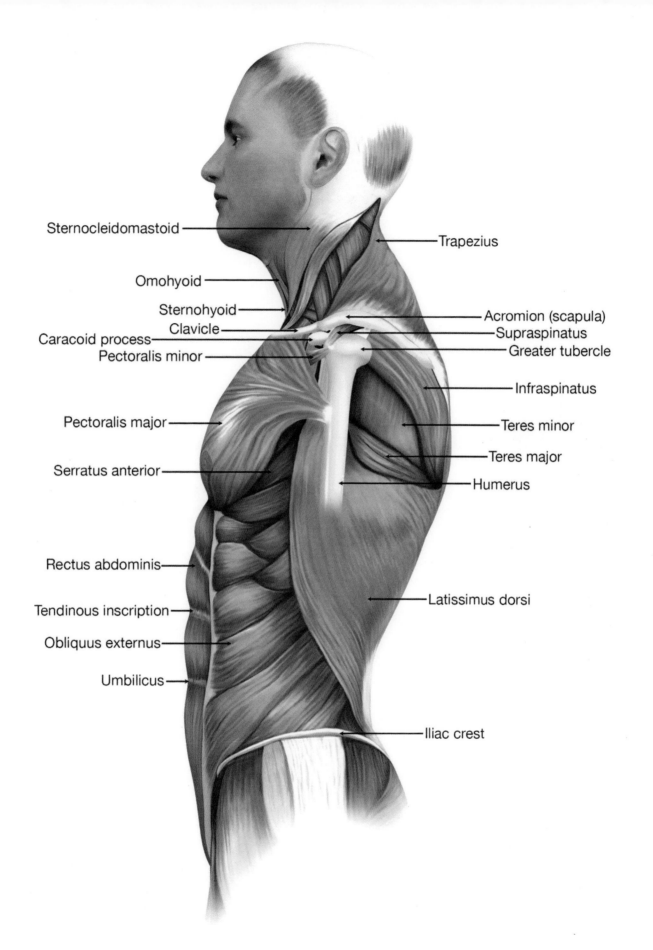

Sternocleidomastoid

Omohyoid

Sternohyoid
Clavicle
Caracoid process
Pectoralis minor

Pectoralis major

Serratus anterior

Rectus abdominis

Tendinous inscription

Obliquus externus

Umbilicus

Trapezius

Acromion (scapula)
Supraspinatus
Greater tubercle

Infraspinatus

Teres minor

Teres major

Humerus

Latissimus dorsi

Iliac crest

LATERAL DEEP MUSCLES

HEAD ANTERIOR MUSCLES

Galea aponeurotica

Frontalis

Temporalis

Orbicularis oculi

Nasalis

Levator labii alaeque nasi

Levator labii superioris

Zygomatic minor

Zygomatic major

Buccinator

Orbicularis oris

Masseter

Mentalis

Depressor anguli oris

Corrugator

Levator palpebrae

Superior tarsus

Levator labii alaeque nasi**

Zygomatic minor**

Buccinator

Levator anguli oris

Muscular node

Masseter**

Mentalis**

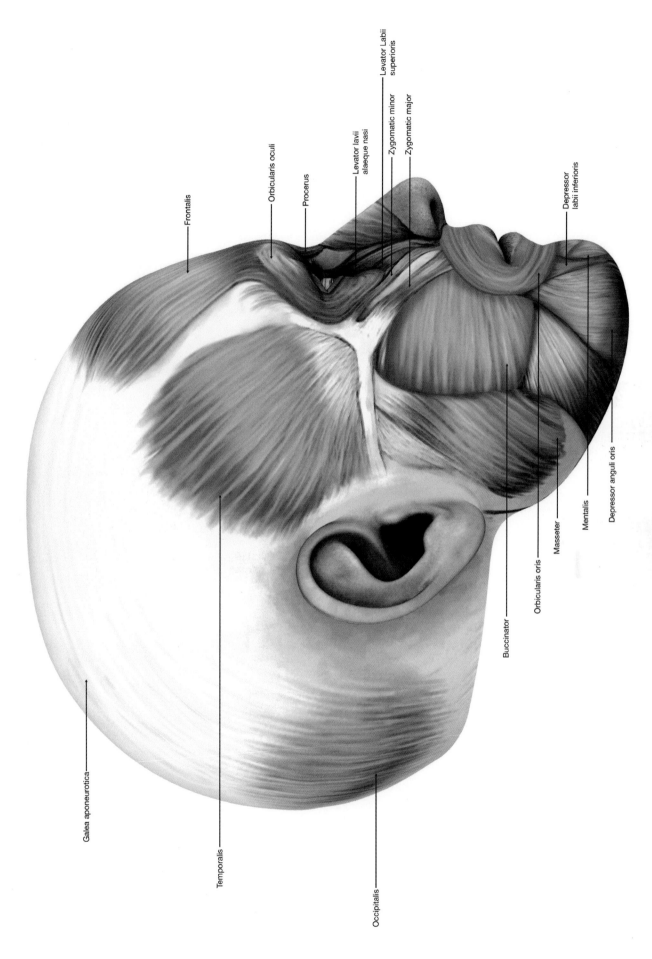

Galea aponeurotica

Frontalis

Orbicularis oculi

Procerus

Levator lavii alaeque nasi

Levator Labii superioris

Zygomatic minor

Zygomatic major

Depressor labii inferioris

Temporalis

Occipitalis

Buccinator

Orbicularis oris

Masseter

Mentalis

Depressor anguli oris

HEAD LATERAL MUSCLES

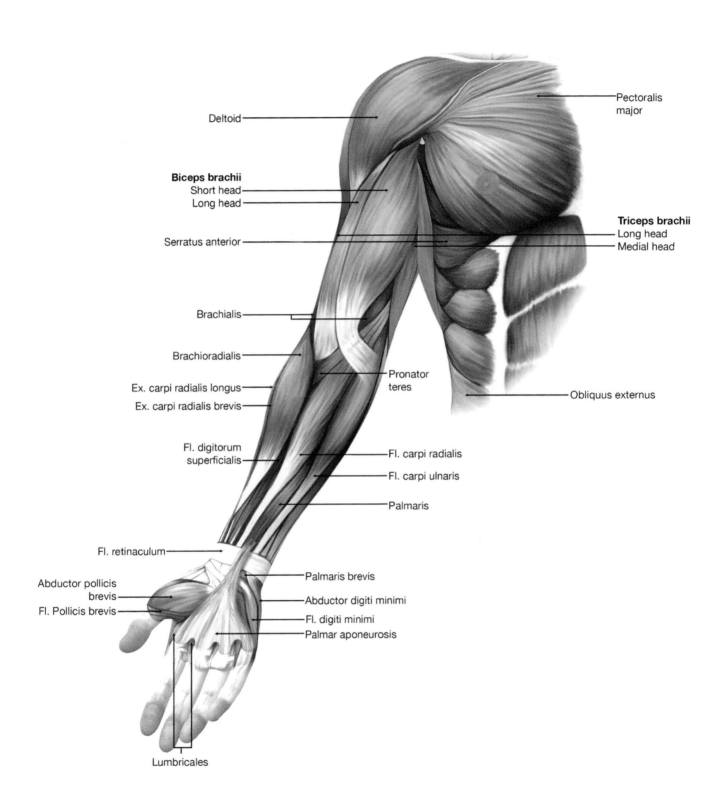

Deltoid

Pectoralis major

Biceps brachii
Short head
Long head

Triceps brachii
Long head
Medial head

Serratus anterior

Brachialis

Brachioradialis

Ex. carpi radialis longus
Ex. carpi radialis brevis

Pronator teres

Obliquus externus

Fl. digitorum superficialis

Fl. carpi radialis
Fl. carpi ulnaris

Palmaris

Fl. retinaculum

Abductor pollicis brevis
Fl. Pollicis brevis

Palmaris brevis
Abductor digiti minimi
Fl. digiti minimi
Palmar aponeurosis

Lumbricales

ARM ANTERIOR MUSCLES

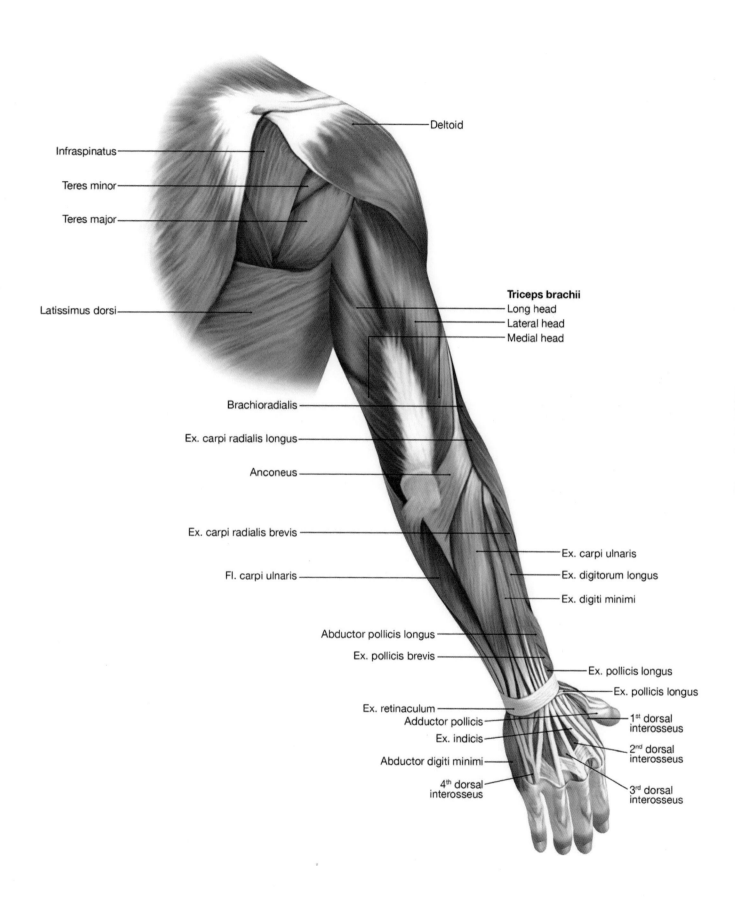

Deltoid

Infraspinatus

Teres minor

Teres major

Latissimus dorsi

Triceps brachii
Long head
Lateral head
Medial head

Brachioradialis

Ex. carpi radialis longus

Anconeus

Ex. carpi radialis brevis

Fl. carpi ulnaris

Ex. carpi ulnaris

Ex. digitorum longus

Ex. digiti minimi

Abductor pollicis longus

Ex. pollicis brevis

Ex. pollicis longus

Ex. pollicis longus

Ex. retinaculum

Adductor pollicis

Ex. indicis

Abductor digiti minimi

1st dorsal interosseus

2nd dorsal interosseus

3rd dorsal interosseus

4th dorsal interosseus

ARM POSTERIOR MUSCLES

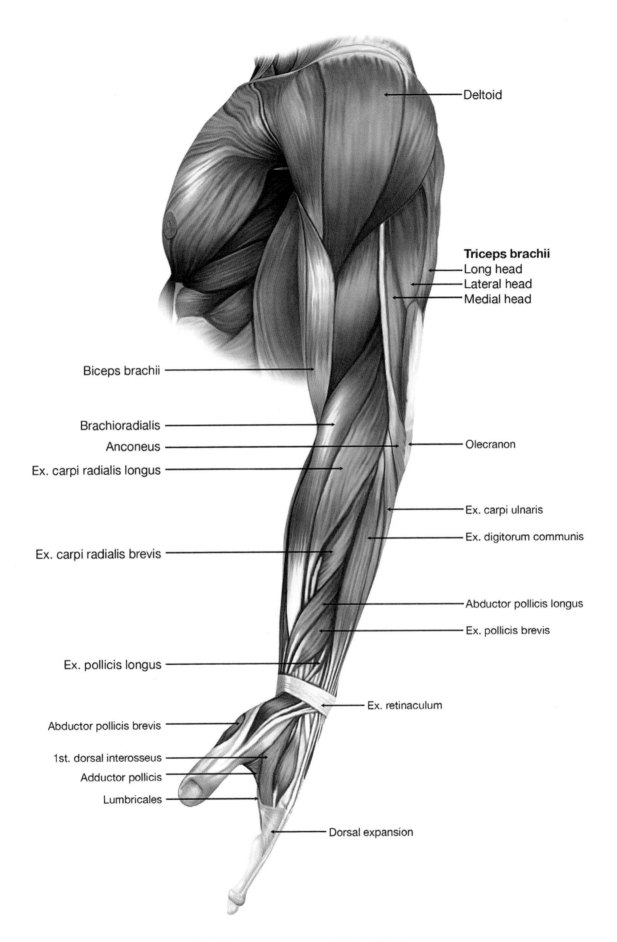

Deltoid

Triceps brachii
Long head
Lateral head
Medial head

Biceps brachii

Brachioradialis

Anconeus

Ex. carpi radialis longus

Olecranon

Ex. carpi ulnaris

Ex. digitorum communis

Ex. carpi radialis brevis

Abductor pollicis longus

Ex. pollicis brevis

Ex. pollicis longus

Abductor pollicis brevis

Ex. retinaculum

1st. dorsal interosseus

Adductor pollicis

Lumbricales

Dorsal expansion

ARM LATERAL MUSCLES

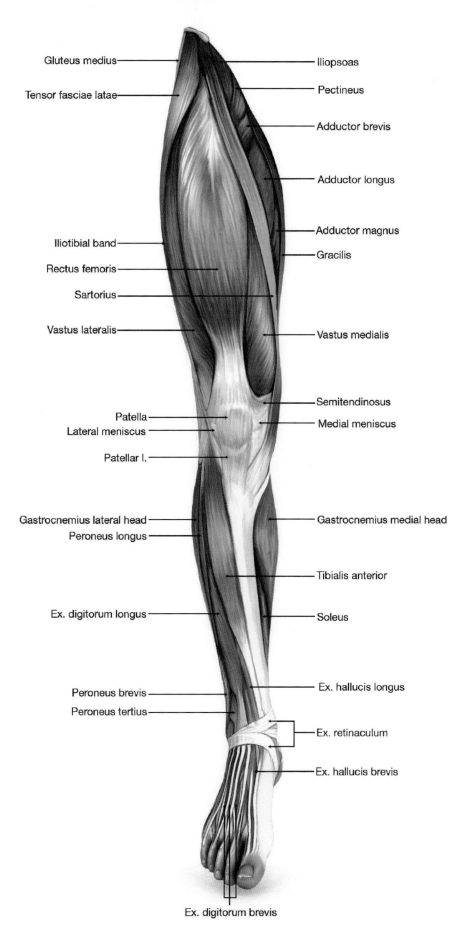

Gluteus medius

Tensor fasciae latae

Iliotibial band

Rectus femoris

Sartorius

Vastus lateralis

Patella

Lateral meniscus

Patellar l.

Gastrocnemius lateral head

Peroneus longus

Ex. digitorum longus

Peroneus brevis

Peroneus tertius

Ex. digitorum brevis

Iliopsoas

Pectineus

Adductor brevis

Adductor longus

Adductor magnus

Gracilis

Vastus medialis

Semitendinosus

Medial meniscus

Gastrocnemius medial head

Tibialis anterior

Soleus

Ex. hallucis longus

Ex. retinaculum

Ex. hallucis brevis

LEG ANTERIOR MUSCLES

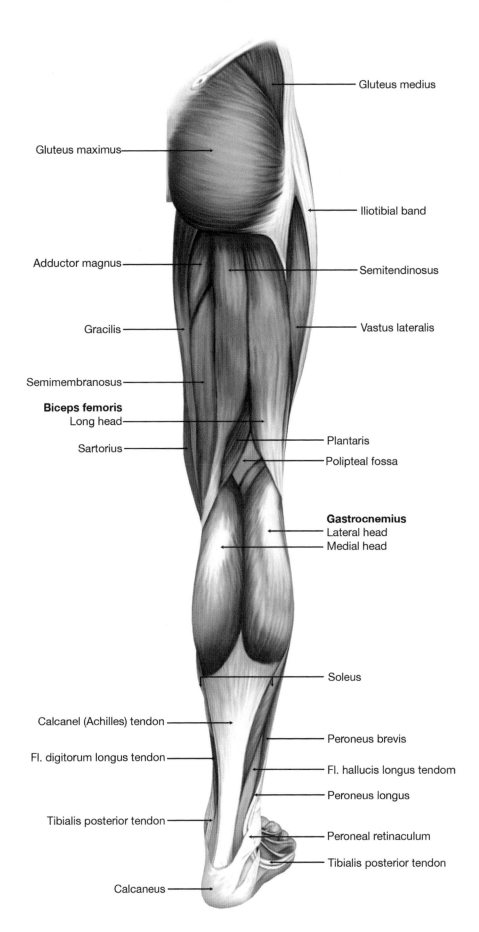

Gluteus medius

Gluteus maximus

Iliotibial band

Adductor magnus

Semitendinosus

Gracilis

Vastus lateralis

Semimembranosus

Biceps femoris
Long head

Plantaris

Sartorius

Polipteal fossa

Gastrocnemius
Lateral head
Medial head

Soleus

Calcanel (Achilles) tendon

Peroneus brevis

Fl. digitorum longus tendon

Fl. hallucis longus tendom

Peroneus longus

Tibialis posterior tendon

Peroneal retinaculum

Tibialis posterior tendon

Calcaneus

LEG POSTERIOR MUSCLES

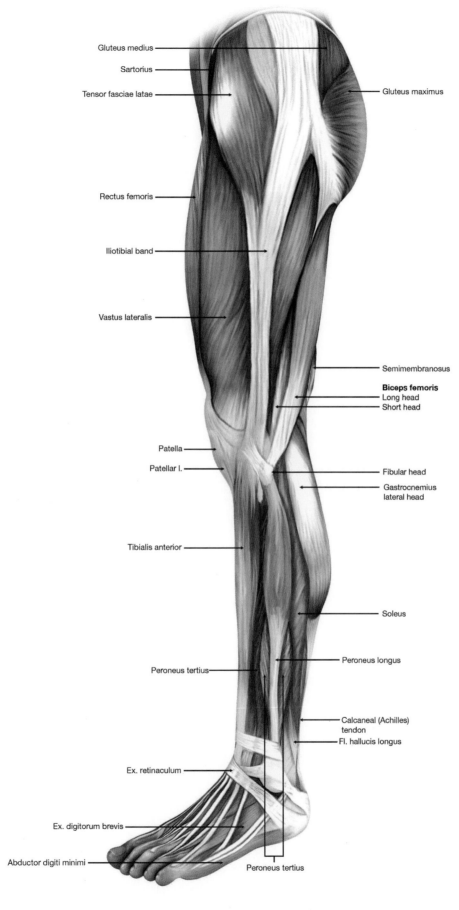

Gluteus medius

Sartorius

Tensor fasciae latae

Gluteus maximus

Rectus femoris

Iliotibial band

Vastus lateralis

Semimembranosus

Biceps femoris
Long head
Short head

Patella

Patellar l.

Fibular head

Gastrocnemius
lateral head

Tibialis anterior

Soleus

Peroneus longus

Peroneus tertius

Calcaneal (Achilles)
tendon
Fl. hallucis longus

Ex. retinaculum

Ex. digitorum brevis

Abductor digiti minimi

Peroneus tertius

LEG LATERAL MUSCLES

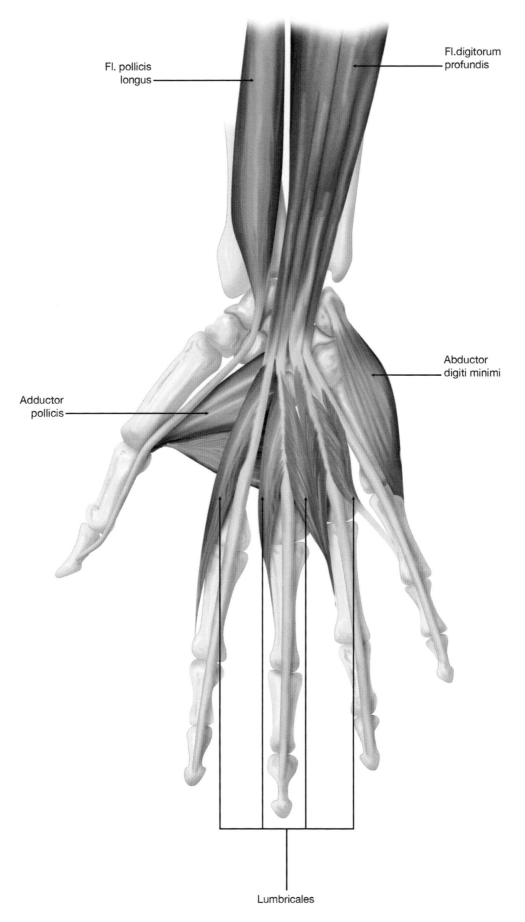

Fl. pollicis longus

Fl. digitorum profundis

Abductor digiti minimi

Adductor pollicis

Lumbricales

HAND PALMAR MUSCLES

PAGE | 15

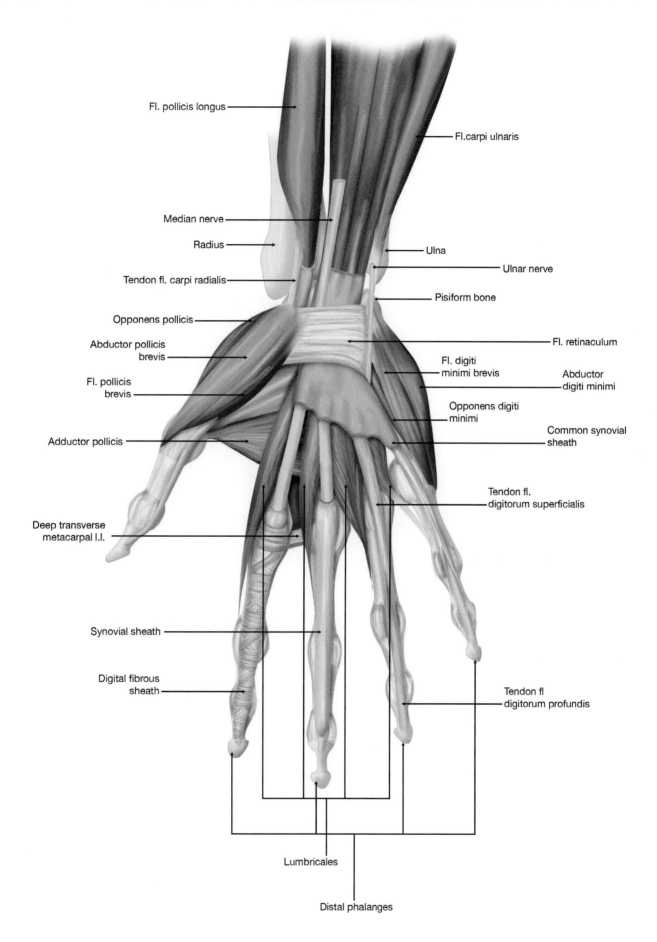

Fl. pollicis longus

Fl.carpi ulnaris

Median nerve

Radius

Ulna

Ulnar nerve

Tendon fl. carpi radialis

Pisiform bone

Opponens pollicis

Fl. retinaculum

Abductor pollicis brevis

Fl. digiti minimi brevis

Abductor digiti minimi

Fl. pollicis brevis

Opponens digiti minimi

Adductor pollicis

Common synovial sheath

Tendon fl. digitorum superficialis

Deep transverse metacarpal l.l.

Synovial sheath

Digital fibrous sheath

Tendon fl digitorum profundis

Lumbricales

Distal phalanges

HAND ANTERIOR MUSCLES

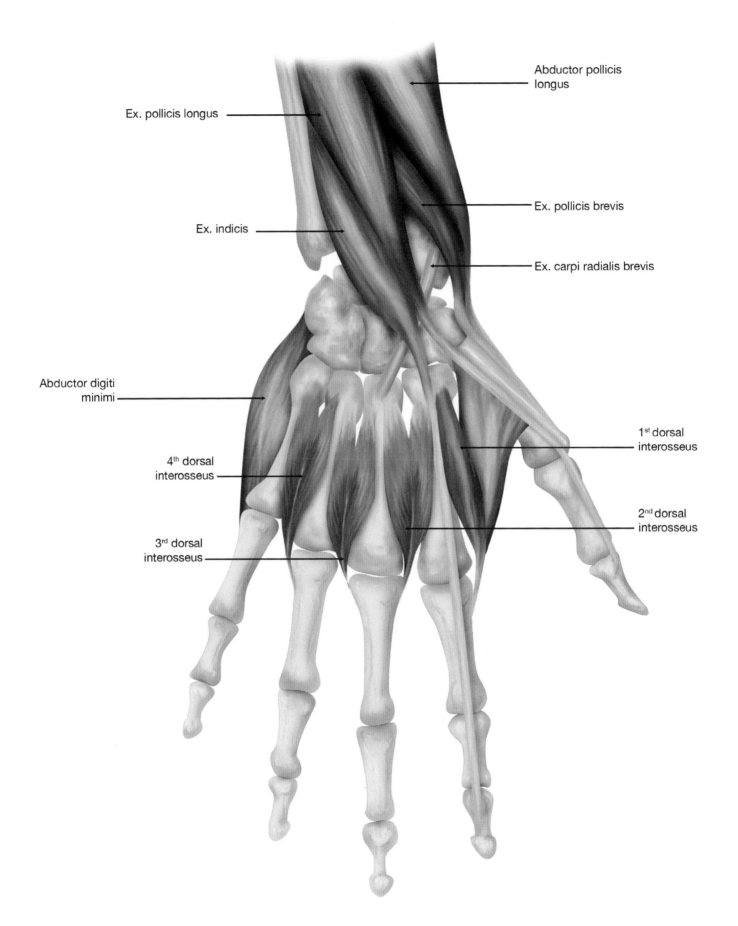

Abductor pollicis
longus

Ex. pollicis longus

Ex. indicis

Ex. pollicis brevis

Ex. carpi radialis brevis

Abductor digiti
minimi

1ˢᵗ dorsal
interosseus

4ᵗʰ dorsal
interosseus

2ⁿᵈ dorsal
interosseus

3ʳᵈ dorsal
interosseus

HAND ANTERIOR MUSCLES

PAGE | 17

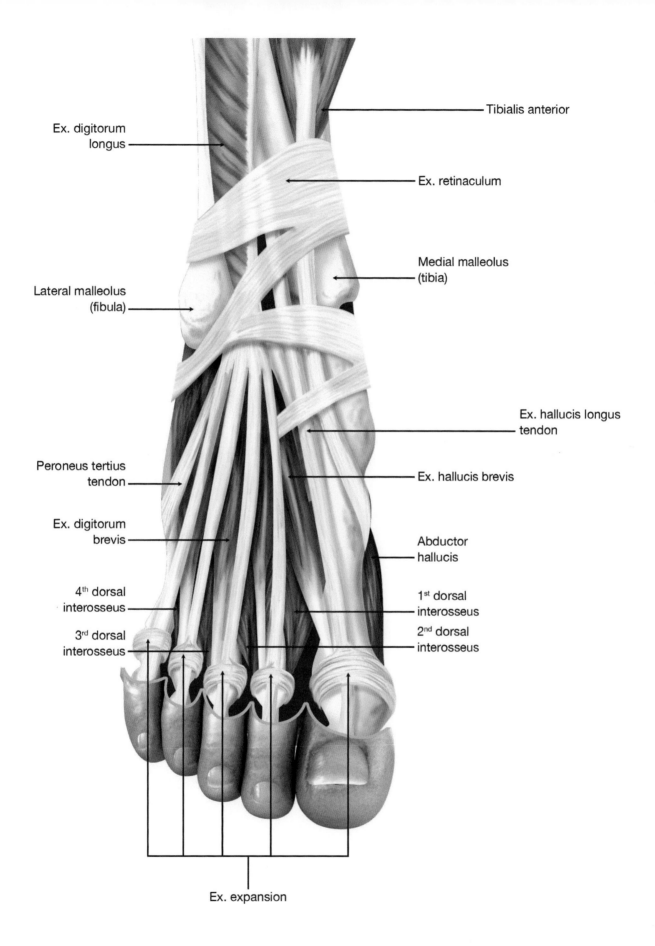

Tibialis anterior

Ex. digitorum longus

Ex. retinaculum

Medial malleolus (tibia)

Lateral malleolus (fibula)

Ex. hallucis longus tendon

Peroneus tertius tendon

Ex. hallucis brevis

Ex. digitorum brevis

Abductor hallucis

4th dorsal interosseus

1st dorsal interosseus

3rd dorsal interosseus

2nd dorsal interosseus

Ex. expansion

FOOT ANTERIOR MUSCLES

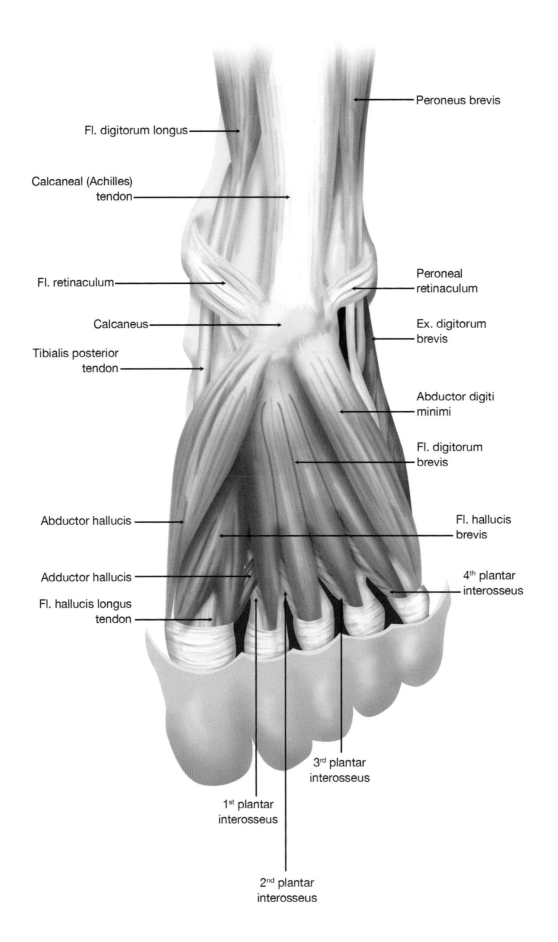

Fl. digitorum longus

Calcaneal (Achilles) tendon

Fl. retinaculum

Calcaneus

Tibialis posterior tendon

Abductor hallucis

Adductor hallucis

Fl. hallucis longus tendon

Peroneus brevis

Peroneal retinaculum

Ex. digitorum brevis

Abductor digiti minimi

Fl. digitorum brevis

Fl. hallucis brevis

4th plantar interosseus

3rd plantar interosseus

1st plantar interosseus

2nd plantar interosseus

FOOT PLANTER MUSCLES

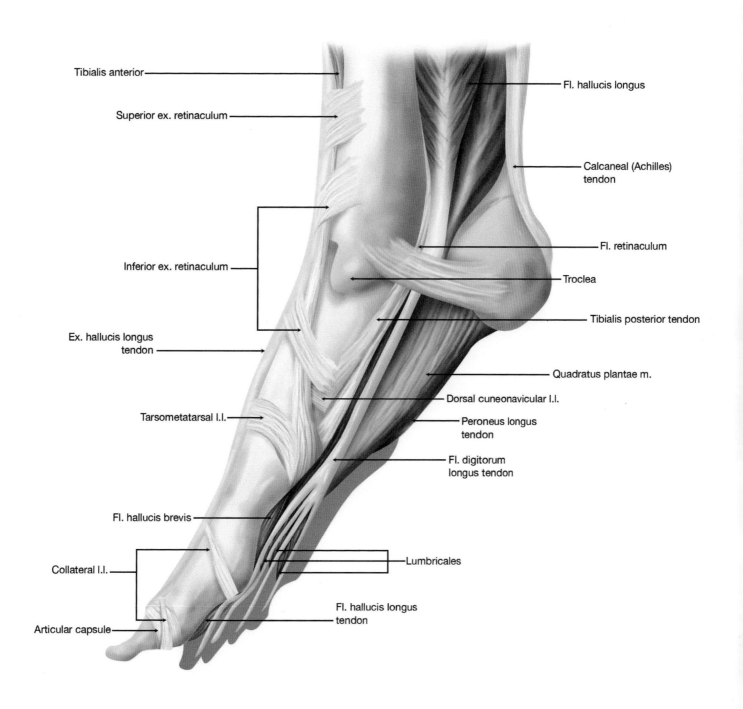

Tibialis anterior

Superior ex. retinaculum

Inferior ex. retinaculum

Ex. hallucis longus tendon

Tarsometatarsal l.l.

Fl. hallucis brevis

Collateral l.l.

Articular capsule

Fl. hallucis longus

Calcaneal (Achilles) tendon

Fl. retinaculum

Troclea

Tibialis posterior tendon

Quadratus plantae m.

Dorsal cuneonavicular l.l.

Peroneus longus tendon

Fl. digitorum longus tendon

Lumbricales

Fl. hallucis longus tendon

FOOT MEDIAL MUSCLES

ABOUT THE AUTHOR

Our goal at Pamphlet books is to create content and illustrations that is very realistic, visually precise that communicate complex medical information that help educate medical students, medical professional and the general public.